AF299207

DE
L'ASPHYXIE LOCALE

ET DE LA

GANGRÈNE SYMÉTRIQUE DES EXTRÉMITÉS

PAR

le Docteur Paul FOUQUET

◆

NANCY

IMPRIMERIE G. CRÉPIN-LEBLOND, PASSAGE DU CASINO

1894

L'ASPHYXIE LOCALE

ET DE LA

GANGRÈNE SYMÉTRIQUE DES EXTRÉMITÉS

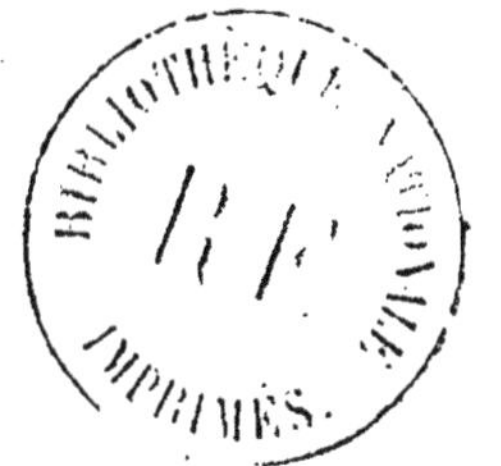

PAR

le Docteur Paul FOUQUET

———— ◄•► ————

NANCY

IMPRIMERIE G. CRÉPIN-LEBLOND, PASSAGE DU CASINO

—

1894

Meis et Amicis

INTRODUCTION

En 1862, Maurice Raynaud, dans sa thèse inaugurale, agrandissait le cadre de la pathologie, en
décrivant, avec le plus grand soin, une affection
méconnue jusqu'alors, affection à laquelle il donna le
nom de gangrène symétrique des extrémités.

Cette variété de gangrène présentait des caractères
particuliers et se distinguait nettement des autres
gangrènes par ses causes, sa nature et surtout par
son mécanisme.

Dès que l'attention des observateurs fut appelée
sur ce sujet, de nouvelles recherches eurent lieu
et quelques faits nouveaux vinrent s'ajouter à ceux
de Raynaud.

Ayant eu l'occasion de trouver dans le service de
M. le professeur Spillmann, à l'Hôpital civil de Nancy,

un cas d'asphyxie locale et, par ailleurs, en ayant observé un autre dans l'arrondissement d'Angers, nous avons décidé de publier ces observations ainsi que quelques autres que nous avons puisées aux sources les plus récentes. Notre but n'est pas de donner un aperçu nouveau de la maladie, si bien décrite par Raynaud, mais de contribuer, selon nos faibles forces, à cette étude si intéressante de l'asphyxie des extrémités.

Nous traiterons d'abord de l'historique de la question, de sa symptomatologie, de l'étiologie, de la physiologie pathologique et de sa nature.

Après avoir dit quelques mots du diagnostic et du pronostic, nous aborderons enfin le traitement.

Mais avant de commencer cette étude, qu'il nous soit permis d'exprimer notre profonde gratitude à nos anciens maîtres dans les hôpitaux, à nos examinateurs et particulièrement à M. le professeur Spillmann pour l'honneur qu'il nous a fait, en voulant bien accepter la présidence de cette thèse.

HISTORIQUE

Hébréard est le premier qui, en 1817, ait signalé un cas de gangrène pour obstacle direct au cours du sang et par effacement de la lumière des vaisseaux.

Dupuytren et Roche établirent ensuite que l'inflammation des artères était la cause de la formation de ces caillots obturateurs et sous l'empire de Broussais l'artérite régna sans partage, quoique quelques observateurs soutissent que l'artérite pouvait bien être quelquefois l'effet et non la cause, ayant trouvé, disaient-ils, des caillots dans des artères dont les parois n'offraient aucune des lésions caractéristiques de l'inflammation d'après Dupuytren.

Enfin, apparut une cause d'une généralité qui sembla telle, qu'elle devait embrasser presque tous les cas.

L'embolie, entrevue déjà par Legroux qui rapporte dans sa thèse un exemple de caillot transporté à distance, par V. François de Mons dans son « Essai sur les gangrènes spontanées », mais mises en évidence par Virchow, en Allemagne et, en France, par MM. Schutzenberger, Gubler, Ball, vint réclamer sa part dans l'étiologie des gangrènes.

Martino, médecin italien, publiant le résultat de ses recherches sur la gangrène spontanée (*Annala di Médicina*), la croyait due à un trouble de l'innervation des vaisseaux et émettait l'hypothèse d'une coagulation du sang dans les capillaires qui seraient ainsi obstrués.

Zambaco, dans une thèse soutenue à Paris, en 1857, admettait aussi que les lésions des nerfs pouvaient influencer la nutrition des parties auxquelles ces organes se distribuent.

En 1862, M. Raynaud, dans la thèse qu'il fit paraître, détruisit les théories émises par les auteurs précédents et fit remarquer que la gangrène des extrémités est essentiellement une gangrène sèche, symétrique, sans altérations vasculaires appréciables sans thrombose ni embolie, une gangrène d'origine nerveuse, qui pouvait frapper les membres inférieurs ou supérieurs, ou même les oreilles et le nez. C'est d'après M. Raynaud une névrose des centres vasomoteurs, caractérisée surtout par des troubles de la circulation capillaire des extrémités.

Une fois la route indiquée, le public médical s'est lancé sur les traces de M. Raynaud, on a apporté des observations nouvelles, on a discuté sur la pathogénie et l'étiologie de l'affection, on a recherché ses rapports avec d'autres maladies.

En 1872, **M**. Raynaud revint sur le même sujet dans un article du *Nouveau dictionnaire de Médecine et de Chirurgie pratique* ainsi qu'en 1874, dans les *Archives générales de médecine*, à propos de la nature et du traitement de l'asphyxie locale.

Les thèses de Daffas, Thèse en 1872, Foulquier et Bréhier, en 1874, viennent enrichir de leurs observations le domaine de l'asphyxie locale.

En 1876, Moursou, dans les *Archives de médecine navale*, a surtout étudié l'asphyxie locale chez les paludéens. D'après lui, la pathogénie de l'asphyxie chez les paludéens, serait la suivante : Dépôts méla-némiques, produits sous l'influence de la malaria irritant les vaisseaux de la moëlle, réaction de la moëlle provocant l'excitation des vaso-moteurs et les spasmes des extrémités.

Boy, dans sa thèse inaugurale, présente diverses observations d'asphyxie locale d'origine paludéenne, guérie par le sulfate de quinine et même en dehors du paludisme en ajoutant le traitement par l'électricité.

En 1876, Calmette, médecin militaire, donne à la Société de biologie une note sur les rapports de l'asphyxie locale des extrémités avec la fièvre intermittente paludéenne.

En 1873, Hameau, dans les *Mémoires et bulletins de la Société de Médecine et de chirurgie de Bordeaux*, parle de la gangrène sèche. Il est question d'un jeune Irlandais, alcoolique, qui présente des points successifs de gangrène, coïncidant avec l'apparition du sucre dans l'urine.

En 1874, Fischer présente deux observations de gangrène symétrique. Invoquant la crampe vasculaire, il combat l'hypothèse émise par Weber d'une crampe des muscles peauciers (fibres dartoïques du derme) et celle de Durozier sur la névrose du sympathique.

Debove, en 1880, présente, à la Société médicale des hôpitaux de Paris, un cas d'asphyxie locale chez une jeune femme, âgée de 23 ans, entrée à l'Hôtel-Dieu, le 29 juillet 1879 pour une néphrite.

En 1882, Roques, dans la *Thérapeutique contemporaine,* publie un cas de gangrène symétrique des extrémités, chez une albuminurique, âgée de 40 ans. Pour lui, dans le cas particulier, l'asphyxie relève de la néphrite. La néphrite d'ailleurs produit souvent la sensation du doigt mort comme le fait remarquer M. le professeur Dieulafoy.

En 1884, Bouveret, dans le *Lyon médical* (numéro du 8 juin), rapporte une observation d'asphyxie locale des extrémités chez une femme athéromateuse. Pour Bouveret, deux causes : l'athérome et une excitation exagérée du vaso-constricteur sous l'influence du froid, doivent être invoquées pour expliquer l'obturation des artérioles ; pour lui, le centre de ce réflexe vaso-constricteur, serait placé non dans la moëlle comme le veut M. Raynaud, mais dans les parois vasculaires elles-mêmes au niveau des petits centres ganglionnaires, disséminés sur le trajet périphérique des fibres vaso-motrices.

Le 7 juillet 1882, à la Société de médecine et de chirurgie de Bordeaux, Verdalle présente un cas d'asphyxie locale, coïncidant avec un rétrécissement aortique et athérome des artères.

Southey, en 188} à la Société clinique de Londres présente un cas d'asphyxie locale chez un rhumatisant.

Colleville en 1884 (*France médicale*) cite aussi un exemple de l'asphyxie locale d'origine rhumatismale.

Il existe aussi l'observation de Brissaud concernant l'asphyxie locale dans ses rapports avec le rhumatisme et dont fait mention Bourrely dans sa thèse inaugurale (page 60).

Hardy rapporte dans la *Gazette des Hôpitaux*, 1881 l'observation d'un cas d'asphyxie locale sans douleur.

Bourrely (thèse de Paris, 1889), admet une asphyxie locale d'origine constitutionnelle, mais d'une façon générale, elle est pour lui consécutive à une autre affection.

Rossignot en 1889 ainsi que Dominguez font leur thèse l'un en traitant de la gangrène symétrique des extrémités chez l'enfant, l'autre sur les formes atténuées de la maladie de Raynaud.

En 1890, Bouchereau présente l'observation d'une malade atteinte de délire maniaque offrant en même temps les symptômes de la maladie de Raynaud.

En 1890, Feré, médecin de Bicêtre donne l'observation d'un épileptique présentant des phénomènes de la maladie de Raynaud.

Hallopeau en 1890 présente un cas d'asphyxie locale des extrémités avec polydactylite suppurative chronique et poussées éphémères de dermatite pustuleuse disseminées et symétriques.

Morel-Lavallée en 1891 présente l'observation d'une femme atteinte d'érythromélalgie avec paroxysme aux mains et qui tout l'hiver souffre d'asphyxie locale des extrémités avec une sorte de balancement des deux affections.

Haig à la Société de médecine de Londres (9 décembre 1891), présente une observation concernant le traitement d'un cas d'asphyxie locale des extrémités avec hémoglobinurie.

En 1892, Bouchez dans sa thèse de Paris, montre les rapports qui existent entre l'asphyxie locale des extrémités et les engelures et tire comme conclusion que les engelures peuvent être considérées comme un premier degré d'asphyxie locale.

Korufeld en 1892 au Club médical de Vienne, relate l'observation d'un cas de gangrène symétrique des extrémités chez un homme atteint d'ataxie locomotrice et de névrite des deux nerfs péroniers.

Hutchinson en 1893 rapporte une observation d'asphyxie locale chez un goutteux et fait remarquer que chez ces derniers la circulation veineuse est faible, d'où la fréquence de congestions passives, de varices, de thromboses, d'hémorroïdes et des hémorrhagies diverses. Cette particularité se transmet de génération en génération. Les manifestations de la goutte héréditaire sont souvent tout autres que celles de la goutte acquise.

En effet, dans la forme héréditaire, les symptômes de la goutte dite acquise peuvent manquer, il n'existe alors qu'une prédisposition à certaines formes modifiées d'arthrite. C'est dans ces cas que sous l'influence d'écarts de régime on voit survenir entre autres des acro-arthrites dans lesquelles les symptômes goutteux proprement dits sont associés à des troubles de la circulation sous forme d'acro-anesthésie et d'acro-asphyxie pouvant aboutir à l'acro-sphacèle.

Iscovesco, en 1894 à la Société de biologie donne l'observation de trois cas d'asphyxie locale des extrémités.

Ces cas ont été observés chez des femmes atteintes de paralysie générale et à la période confirmée de cette maladie.

En 1894, M. Léopold Lévi signale (1) deux malades du service de M. le professeur Raymond atteints de maladie de Raynaud qui est ici purement hystérique. — L'affection est susceptible de naître et de réapparaître sous l'influence d'une vive émotion morale et de présenter, par la transformation de cette émotion en idée fixe subconsciente, une série d'accès subin-

---

(1) *Société de biologie*, séance du 20 octobre 1894.

trants. Elle peut disparaître ou s'améliorer par l'hypnose, mais laisse après elle un système vaso-moteur plus facilement excitable.

Me bornant aux principales recherches qui ont été faites au sujet de la maladie de Raynaud, je laisse de côté un certain nombre d'observations traitant de cette affection pour aborder l'étude des symptômes de l'asphyxie locale.

SYMPTOMATOLOGIE

L'asphyxie locale et la gangrène symétrique ont été magistralement décrites par Raynaud. Le professeur Grasset dans l'édition qu'il a fait paraître dernièrement avec Rauzier sur les maladies du système nerveux a donné une symptomatologie courte mais excellente de la lésion.

L'asphyxie locale est le premier degré de la gangrène symétrique. Elle la précède presque toujours mais peut ne pas en être suivie. Cet état se présente sous deux formes principales, tantôt l'extrémité qui en est atteinte devient complètement exsangue et se décolore dans une certaine étendue ; cet effet est comparable à la pâleur subite de la totalité du corps qui accompagne l'arrêt momentané du cœur. Tantôt l'afflux du sang artériel manque seul mais il y a stase dans les veines et dans les capillaires, de là une teinte livide : c'est l'asphyxie locale proprement dite.

La maladie de Raynaud passe souvent par trois phases successives : la syncope locale, l'asphyxie lo-

cale et la gangrène symétrique. Les deux premiers
états se marient souvent entre eux et présentent les
plus étroites affinités.

1°. — *Syncope locale*

Dans sa forme la plus simple, la syncope locale est
un état parfaitement compatible avec la santé. Les
personnes qui en sont atteintes et qui sont ordinairement des femmes voient sous la moindre influence,
quelquefois sans cause appréciable un ou plusieurs
doigts de leurs mains pâlir, se refroidir tout à coup ;
dans beaucoup de cas, c'est le même doigt qui est
toujours le premier atteint. C'est la sensation de doigt
mort qui peut persister un temps variable, sans
douleur.

C'est là un phénomène analogue à la rougeur de la
face dans une émotion ou à la pâleur après un effroi.
C'est toujours une action sur les vaso-moteurs. A la
sensation du doigt mort se joint la perte de la sensibilité au contact et à la piqûre.

Le malade éprouve dans les extrémités une sorte
d'engourdissement, il les meut difficilement : ses
doigts ou ses orteils lui sont devenus étrangers.
L'accès est indolent, il dure de quelques minutes à
quelques heures. Après l'accès, il se fait une sorte de
réaction qui donne la sensation douloureuse de
l'onglée.

2°. — *Asphyxie locale*

Au lieu de la pâleur, on observe une coloration plus ou moins livide ou cyanosée. La coloration peut offrir des teintes variant du blanc bleuâtre à la teinte violette ardoisée et même noire. Si l'on presse sur ces taches on produit une tache blanche qui ne disparaît que très lentement. Tout cela indique la lenteur de la circulation capillaire. Habituellement il s'y joint un peu de gonflement au voisinage. Très fréquemment aussi, on voit se dessiner jusqu'à une hauteur variable des marbrures veineuses, livides et que l'on ne saurait mieux comparer qu'à celles qui se produisent à la longue sur les jambes et les cuisses des personnes qui font usage de chaufferettes. Comme caractère essentiel et important, on note la symétrie.

Ces changements de coloration se produisent par accès dont la durée est variable comme pour la syncope locale. Ici la douleur est presque constante, quelquefois très vive avec un engourdissement pénible puis une sensation de brûlure et des élancements. La période de réaction s'annonce par des fourmillements agaçants comparés à une brûlure ou à l'action de l'ortie. Des taches moins livides apparaissent sur les parties cyanosées ; ces taches s'étendent, se rejoignent et chassent peu à peu la coloration bronzée des téguments. La température des parties malades s'est considérablement abaissée, elle descend à 20 et même

19 degrés centigrades. A la fin de l'accès, la couleur noire violacée disparaît et la rougeur envahit la peau qui devient d'abord d'une rougeur foncée et reprend ensuite son incarnat normal.

C'est là un état très analogue à la cyanose que présentent les cardiaques, par exemple, seulement ici la douleur est en plus et puis surtout, il y a intermittence dans les phénomènes.

Avec cela, l'intégrité des réactions électriques (nerfs et muscles), est affirmée par Rosenbaum ; le même auteur insiste aussi sur l'anesthésie qui accompagne quelquefois les paroxysmes.

En parfaite santé, plusieurs personnes éprouvent un certain nombre de ces phénomènes pendant l'hiver. L'asphyxie peut aussi persister à l'état permanent, la teinte des téguments varie avec la température ; la cyanose est d'autant plus prononcée que le froid est plus vif. La chaleur du lit ou l'eau fait disparaître la coloration violacée des extrémités et il suffit de les exposer à l'air pour la faire réapparaître.

Dans ces cas, la sensibilité tactile persiste ; la motilité n'est pas supprimée et la douleur qui paraissait à M. Raynaud un symptôme essentiel de la maladie, est souvent nulle.

Dominguez appelle ces formes du nom d'atténuées, je crois qu'il vaudrait mieux les appeler torpides, parce que, quand la maladie prend cette forme, elle dure longtemps et qu'elle offre tous les caractères de la chronicité.

3°. — *Gangrène symétrique des extrémités.*

Enfin, dans les cas les plus prononcés, toutes les formes déjà décrites se présentent à différents degrés aux doigts des pieds et des mains. Dans un premier cas, les parties paraissent exsangues, pâles, puis prennent une teinte lilas avec fourmillements, élancements et onglée ; les bouts des doigts deviennent ensuite violacés. Dans un second cas, la rougeur livide commence et le malade croit avoir des engelures, mais bientôt les douleurs sont de plus en plus aiguës, des marbrures livides se montrent dans le voisinage et la lésion s'accentue, quelquefois les doigts sont noirs et insensib'es, à leurs extrémités se forment des phlyctènes qui se remplissent d'un liquide séro-purulent, se rompent et laissent le derme à nu.

Bientôt les parties se raniment, les ulcérations se cicatrisent et laissent un tubercule sous-jacent à l'ongle. D'autres ulcérations apparaissent et se terminent de même, enfin la pulpe des doigts est couverte d'un grand nombre de petites cicatrices blanches, déprimées, très dures.

Le doigt est effilé, flétri, chagriné. Ce parcheminement peut aussi survenir sans phlyctènes antérieures, la peau prend une coloration fauve, elle est amincie, desséchée, ridée, le doigt prend une forme conique puis une desquamation se produit et des pellicules épaisses s'enlèvent par lambeaux.

D'autres fois (surtout chez les enfants), les phlyc-
tènes ne se rompent pas et se dessèchent après
quelques jours ; le liquide se résorbe, l'épiderme brunit et se détache par plaques, laissant une peau rose
très lisse qui reprend bientôt son aspect normal.

Si la gangrène est plus accusée, la momification
est plus manifeste ; l'ongle devient noir, une phalange
prend peu à peu la coloration du charbon. Bientôt un
cercle inflammatoire apparaît à la base de l'orteil ;
ce cercle se prononce de plus en plus en se rappro-
chant de l'extrémité ; il sécrète un pus épais, visqueux
et une escarre de un à deux millimètres seulement
se détache. Reste une surface molle et tomenteuse
qui se cicatrisera rapidement.

On voit souvent survenir à titre de complication
dans les formes légères de l'affection, des inflamma-
tions, d'aspect variable, résultat d'invasions micro-
biennes du côté des membres atteints. Une observation
de Hallopeau, citée plus loin, montre des dermatites
pustuleuses généralisées, consécutives à l'affection.

Ces diverses formes peuvent se trouver réunies
sur le même sujet dans les cas graves et se présenter
simultanément sur plusieurs points du corps. Un
phénomène important à noter, à côté de la lésion elle-
même est la douleur, qui prend bientôt une intensité
effrayante. Elle ne reste pas bornée aux extrémités et
irradie dans tout le membre. C'est une sensation de
brûlure, de déchirement, revenant par accès, qui coïn-
cident avec une augmentation manifeste de la teinte

cyanosée. Cet état peut arracher des hurlements de souffrance, même à des personnes d'un naturel doux et patient. Quelquefois aussi, dans l'intervalle des crises, il reste un agacement et une irritabilité extrême. Bouchez, dans sa thèse de Paris, fait remarquer, qu'à côté des formes aiguës et douloureuses, il en est d'autres chroniques et indolores que Raynaud n'a pas décrites et donne à ce sujet une observation, concernant une petite fille qui a perdu la première phalange de l'index et qui, pourtant, n'a pas souffert. D'après lui, ce cas n'est pas isolé et il en cite plusieurs autres à l'appui.

Un fait remarquable est l'intégrité des autres fonc-tions et même de la nutrition dans les parties voi-sines. Ainsi M. Raynaud insiste sur le spectacle étrange que présente un nez, presque entièrement noir, au milieu d'un visage frais.

D'ailleurs, nous allons reproduire ici sa dres-cription :

« Voilà sans doute des symptômes bien effrayants ; ce qu'il y a de plus singulier et ce dont on ne peut s'empêcher d'être frappé, c'est l'intégrité presque com-plète des principales fonctions qui s'observe en même temps. Les malades conservent leur aspect habituel et rien n'est étrange comme de voir, pendant que pieds et mains se gangrènent, un nez presque entière-ment noir, au milieu d'un visage frais et vermeil. La respiration s'exécute librement, l'appétit est con-servé, la langue est nette, les digestions se font bien, il y a quelquefois un peu de constipation, les urines, rarement diminuées, sont plutôt abondantes, pâles et limpides, présentant en un mot les caractères des urines nerveuses. L'intelligence reste très nette pendant l'accès mais, lorsque l'accablement, causé par les souffrances amène un peu d'assoupissement, il peut arriver que le sommeil soit lourd, la face rouge, congestionnée ; au réveil, le malade ne sait où il est ; il a perdu la notion du temps, semble étranger à tout ce qui l'entoure et reste un temps considérable dans un état d'hébétude profonde. Il importe de le tirer promptement de cet état, car, qu'elle qu'en soit la cause, on est autorisé à craindre du côté de l'encéphale un travail morbide, analogue à celui de la périphérie. Il sera bon de hâter le réveil en jetant de l'eau très froide au visage. »

L'appareil circulatoire ne présente souvent pas d'altérations. Dans une observation plus récente, qui a de l'importance au point de vue de la physiologie pathologique, M. Raynaud a constaté des troubles irréguliers du côté de la vue et a noté à l'ophtalmoscope, le rétrécissement périphérique de l'artère centrale de la rétine.

PATHOGÉNIE

Vulpian a étudié cette question dans ses leçons sur l'appareil vaso-moteur. Il montre que le terme de symétrique élimine des cas identiques à ceux de Raynaud et tout en admettant la réalité de cette forme, il se demande s'il n'existe pas d'altération des artères et si elles ne jouent pas un certain rôle chez les individus porteurs de vaisseaux athéromateux avec endartérite hypertrophique.

Vulpian pense que tout en admettant l'hypothèse d'un spasme il n'est pas nécessaire de faire intervenir une action bulbo-spinale pour expliquer la symétrie. Dans l'onglée le contact de l'air provoque la contraction des vaisseaux et celle-ci s'exagère par un reflexe vaso-moteur qui part de l'origine cutanée des nerfs centripètes et aboutit aux ganglions annexés aux filets vaso-moteurs, ganglions situés près de leur terminaison dans les parois vasculaires. Il y aurait chez certains malades une impressionnabilité plus grande de la peau des extrémités, une excitabilité exagérée des centres reflexes vaso-moteurs et une moindre résistance des tissus à l'interruption prolongée de l'irrigation sanguine, phénomène qui tous peuvent dépendre des ganglions moteurs des nerfs vasculaires tandis que les centres bulbo-médullaires sont hors de cause.

On sait combien sont différents suivant les individus les effets du froid sur la peau. Chez certaines personnes la peau de la face et des mains prend par des journées froides une coloration rouge brique diffuse et uniforme. Ce sont pour la plupart des individus à peau plus ou moins épaisse doublée d'une couche abondante de tissu sous-cutané cellulo-graisseux. Assez souvent on constate chez eux une autre particularité dont il est difficile de donner une explication exacte. Elle consiste en l'apparition sur la surface rouge foncée de la peau de petites taches d'une teinte plus claire, disséminées en grand nombre çà et là et absolument semblables aux taches qui existent sur la peau de certains poissons.

Les personnes chez lesquelles ces modifications de la peau existent n'ont point d'engelures. Elles n'éprouvent même pas la sensation du froid. Ce qui les caractérise surtout c'est un tempérament plus ou moins apathique et la flaccidité, la mollesse, de tous leurs tissus. Elles paraissent posséder un système de capillaires très développé mais pas résistant et avoir peu de tendance aux troubles circulatoires réflexes qui ont pour résultat une diminution de l'afflux du sang vers certaines parties terminales du corps.

Chez d'autres, le froid exerce une action toute différente. Il amène rapidement l'état que Raynaud a appelé syncope, c'est-à-dire une diminution de l'irrigation sanguine par suite de contraction artérielle. Les sujets qui appartiennent à cette catégorie se plaignent d'engourdissements et de démengeaisons dans les parties refroidies. Chez eux, après une première période de pâleur, le nez, les oreilles et les doigts deviennent plus facilement livides, cyanosés. Ce sont pour la plupart des sujets à peau fine, mince, dépourvue de couche graisseuse sous cutanée. Les conséquences d'un défaut de tissu adipeux sous-cutané sont en effet faciles à comprendre. Il est évident que l'absence de ce tissu protecteur laisse les artères et les veines pour ainsi dire à la merci des changements de température. Pour expliquer les différences individuelles qu'on observe dans les phénomènes dus à l'action du froid, nous devons prendre en considération tout un ensemble de conditions telles que l'état du pannicule adipeux, le développement du système vasculaire (artères, veines, capillaires) la capacité pulmonaire et l'énergie de l'action du cœur.

M. Raynaud attribue la gangrène symétrique à une origine nerveuse ; nous ne pouvons pas le contester dans certains cas mais souvent, il s'agit d'un trouble purement local comme il arrive dans la gangrène de la queue des pourceaux.

On sait que les pourceaux mis bas par un temps froid perdent très souvent leur queue par suite de la gangrène. Ce phénomène ne s'observe pas ou est rare chez les animaux nés en été.

Hutchinson rapporte avoir observé une portée de douze pourceaux mis bas par un temps froid. Huit de ces jeunes animaux avaient perdu leur queue. Leur mère, un animal splendide, possédait une queue longue, épaisse. Les petits étaient bien nourris et se trouvaient dans des conditions excellentes. Les porcs adultes ne présentent généralement pas d'acro-sphacèle quelque froide que soit la saison. Il en est de même des petits des autres animaux à l'exception des pourceaux. La raison en est que le porc seul a la queue nue et dépourvue de graisse tandis que chez les autres animaux domestiques la queue est protégée par une couche graisseuse et par des poils plus ou moins abondants. Il est donc facile de comprendre que chez le porc le froid puisse produire une contraction spasmodique des vaisseaux de la queue suivie de gangrène.

La gangrène, d'origine nerveuse, d'après Maurice Raynaud, se produirait par un spasme des petites artérioles, spasme analogue à celui que développe l'impression du froid. Ce spasme se manifesterait d'abord par la syncope et l'asphyxie locale dont la reproduction fréquente entraînerait la tendance à la gangrène.

Ce spasme, d'après Raynaud, pourrait devenir assez intense pour occasionner une gangrène immédiate. Le rayonnement plus grand, au niveau de surfaces très étendues comparativement à leur volume (nez, doigts, oreilles) et l'absence d'un liquide chaud, expliquerait le siège d'élect on de la gangrène à la périphérie. La symétrie des lésions serait due à l'excitation des parties centrales de la moëlle, qui se localiserait au point d'émergence des vaso-moteurs se rendant aux différentes parties. L'action réflexe peut encore produire la contracture des vaisseaux dans le cas, par exemple, où l'impression du froid sur une main amène la contraction des vaisseaux de l'autre main.

La symétrie de l'affection peut s'expliquer par ce fait, que la prédisposition locale est à peu près égale dans les parties homologues du corps.

Cette pathogénie est acceptable pour expliquer l'asphyxie locale, mais, pour la gangrène, elle est insuffisante comme l'ont démontré Vulpian, Charcot, etc. En effet, l'ischémie, obtenue expérimentalement par l'irritation du grand sympathique, n'a jamais pu produire de sphacèle. Weber, en excitant pendant huit jours le sympathique cervical, a obtenu un abaissement de température, mais n'a jamais eu de gangrène.

Vulpian admet que cette dernière lésion est due a une diminution de l'influence trophique, exercée sur les tissus par les centres nerveux. Raynaud faisait de l'affection qu'il a décrite une névrose, d'autres auteurs ont essayé de lui enlever cette dénomination, en attribuant la maladie, soit à une névrite, ou à une artérite.

La théorie de Raynaud est la plus admise aujourd'hui, depuis surtout qu'il a démontré à l'ophthalmoscope, le resserrement des petits vaisseaux du fond de l'œil.

On admet donc généralement qu'il y a un resserrement spasmodique des petits vaisseaux d'origine nerveuse, et à l'appui de cette origine nerveuse, on peut citer le cas de Wigleworth (*Transact of the path. Soc. of London,* 1887, *Anal. in Progrès médic.*, 27 nov. 1888), dans lequel une gangrène symétrique s'accompagnait de névrite périphérique. A l'examen histologique en effet, on trouva de la congestion des vasa nervorum, une hypertrophie avec sclérose de l'épinèvre, du périnèvre et de l'endonèvre, enfin l'atrophie des tubes nerveux.

Dans un cas de Kornfeld, que je donne comme observation à l'appui de cette origine nerveuse, on a trouvé à l'autopsie des tabétiques atteints en même temps de gangrène symétrique des membres inférieurs, une névrite des deux nerfs péroniers.

La syncope ou l'asphyxie locale, troubles forcément passagers, ne peuvent reconnaître pour cause qu'un spasme vasculaire.

Quant à la gangrène, elle peut dépendre, soit d'un spasme intense et prolongé, soit d'une obstruction véritable des vaisseaux, symétrique et indépendante de toute action nerveuse. C'est ainsi que dans le cas de Baraban et Etienne (*Revue medicale de l'Est*), celui d'Arnozan et surtout celui de Heydenreich (de la gangrène oblitérante) (*Semaine médic.*, 9 juillet 92, p. 273), on trouve de la gangrène symétrique consécutive à de l'artérite oblitérante.

D'après Friedlander, l'artérite oblitérante est en général le résultat de l'extension aux artères d'un processus de sclérose des tissus ambiants ; il est exceptionnel qu'elle survienne primitivement.

L'asphyxie locale des extrémités est une névrose du grand sympathique ; c'est d'après le professeur Grasset, quelque chose d'analogue à la migraine, au goître exophtalmine, à l'angine de poitrine ou pour mieux dire, à une partie de ces différentes névroses.

De plus, et c'est là une chose qu'il faut se bien rappeler, l'asphyxie locale n'est pas une maladie vraie, ce n'est pas un état morbide, c'est un simple symptôme, un acte morbide. Ce qui le prouve, c'est qu'on rencontre fréquemment ce syndrome clinique à titre d'épiphénomène de partie, constituante dans les maladies les plus complexes.

A ce sujet, Grasset cite le cas d'Armaingaud (*Revue des sciences médicales*, X, page 548). Grasset a publié avec Apolinario un fait curieux de sclérodermie dans lequel il y a eu aussi asphyxie locale des extrémités, ce qui l'a amené à formuler sur les rapports de ces maladies les conclusions que nous allons reproduire :

« Nous croyons pouvoir conclure que l'asphyxie des extrémités et la sclérodermie ne doivent pas être considérées comme deux maladies distinctes, puisqu'on les trouve fréquemment superposées sur le même sujet, il faut les considérer simplement comme des variétés d'une même maladie ou pour mieux dire, comme des syndromes cliniques pouvant être la manifestation de la même maladie.

L'asphyxie locale des extrémités et la sclérodermie ne sont pas véritablement des maladies, mais des syndromes cliniques des actes morbides.

Parmi les causes qui agissent sur l'individu après sa naissance, en affaiblissant la circulation, en la prédisposant aux phénomènes de Raynaud, il faut mentionner, en dehors de l'exposition à l'action intense et prolongée du froid, toutes les influences débilitantes par le fait de maladies telles que les fièvres infectieuses, les maladies aiguës, surtout celles des organes thoraciques, la syphilis, l'épilepsie, la manie, la malaria, l'ataxie locomotrice, l'athérome, le diabète, le saturnisme, les lésions cardiaques, la diphtérie, la grippe, la lypémanie, la goutte, les lésions rénales, l'hystérie, le rhumatisme, la suppression des règles, les grandes émotions, les traumastismes, les pertes de liquides organiques, les névrites périphériques, etc., etc. Beaucoup de malades font en effet remonter à une affectation antérieure grave, leur prédisposition à l'acro-syncope. Nédopil rapporte une observation où à l'influence du froid vient s'ajouter encore celle d'une émotion morale.

Dans le cas de Hameau, ce fut une piqûre d'épine, par conséquent, un traumatisme qui fut la cause occasionnelle immédiate de l'affection.

Dans d'autres circonstances, les lésions gangréneuses ont été déterminées par des pertes de liquides organiques; ainsi dans le cas de Wanen, elles furent la conséquence d'épistaxis très fréquentes, survenues dans le cours d'une tuberculose, une autre fois d'altérations cancéreuses d'organes internes.

L'influence du sexe et des fonctions sexuelles est également considérable. La femme est particulièrement sujette, quelque soit son âge, aux phénomènes de Raynaud, bien qu'elle soit en général moins exposée que l'homme à l'action des basses températures.

Quant aux excès vénériens, il est probable qu'ils peuvent jouer un certain rôle étiologique puisqu'ils sont capables de troubler l'équilibre de la circulation.

Enfin, comme Raynaud lui-même l'a démontré, il est des cas dans lesquels la gangrène symétrique des extrémités survient brusquement, sans aucune cause apparente, chez des individus ayant joui antérieurement d'une santé parfaite.

L'interprétation de ces faits est extrêmement difficile, soit que l'on invoque une influence particulière des centres nerveux, soit que l'on suppose une affection cardiaque latente.

MARCHE, PRONOSTIC, TRAITEMENT

La marche de cette maladie est continue ou présente des intermissions. D'après Raynaud, il y a trois
périodes :

1° La période d'invasion qui est insidieuse, caractérisée par de l'asphyxie locale, durant de quelques jours à un mois ;

2° La période d'état, avec accès douloureux et développement de la gangrène durant une dizaine de
jours ;

3° La période d'élimination des escarres s'étendant de vingt jours à dix mois, durée moyenne
3 ou 4 mois.

La terminaison est presque toujours favorable.

Le diagnostic doit se faire avec la cyanose congé-
nitale ou cardiaque, avec les engelures, avec la gangrène sénile qui n'est pas symétrique, avec l'ergo-
tisme, avec la syringomyélie, avec l'erythromélalgie
ou névrose congestive des extrémités. Ce syndrome
signalé pour la première fois par Weir Mitchell et

récemment remis en honneur par les Allemands s'observe surtout chez l'homme, il est caractérisé par une rougeur diffuse occupant symétriquement les extrémités inférieures ou supérieures, envahissant quelquefois la face et les oreilles, survenant sous forme de crises accompagnées de tuméfaction, de chaleur et quelquefois de sudation locale (pied suant douloureux de Benedikt) mais surtout d'une vive douleur. La maladie a une évolution beaucoup moins rapide que celle de Raynaud. Morel-Lavallée a signalé dans un cas l'association des deux actes morbides qui peuvent être considérés comme deux formes différentes de la même affection déterminée par une action physiologique inverse de la même névrose vasomotrice, l'acro-mélalgie des Allemands.

En ce qui concerne le traitement, on s'est servi suivant les cas de l'électricité, de sulfate de quinine, de bromure, de l'hydrothérapie, du salicylate de soude, de l'hypnotisme, de l'amputation dans les cas d'artérite oblitérante.

Dans les deux premières observations que je rapporte plus loin le traitement par la nitro-glycérine à produit une grande amélioration. Outre l'observation n° I que j'ai puisée dans le service de M. le professeur Spillmann et l'observation n° II qui m'a été fournie par un de mes confrères de l'arrondissement d'Angers j'en relate plusieurs autres que j'ai pensé intéressant de citer et que j'ai relevées dans les derniers ouvrages de médecine parus.

CONCLUSIONS

En résumé la maladie de Raynaud peut passer par trois phases successives :

La syncope locale.

L'asphyxie locale.

La gangrène symétrique.

Les deux premiers états se marient souvent entre eux et présentent les plus étroites affinités.

Quant à la pathogénie, Vulpian admet l'hypothèse d'un spasme et ne croit pas qu'il soit nécessaire de faire intervenir une action bulbo-spinale pour expliquer la symétrie.

Maurice Raynaud invoque pour expliquer la symétrie l'excitation des parties centrales de la moelle qui se localiserait au point d'émergence des vaso-moteurs se rendant aux différentes parties.

L'action réflexe peut aussi produire la contraction des vaisseaux symétriques.

La symétrie pourrait s'expliquer par le fait que la prédisposition locale est à peu près égale dans les parties homologues du corps.

M. le professeur Grasset considère l'asphyxie locale comme une névrose du grand sympathique.

N'oublions pas enfin de citer l'opinion de M. Zambaco Pacha, qui attribue la maladie de Raynaud à la lèpre.

Quatre opinions se trouvent donc en présence, et la théorie du spasme, vu la guérison complète de certains malades, nous paraît être la plus plausible. On peut, du reste, ainsi rapprocher la maladie de Raynaud de l'erythromélalgie, l'une de ces maladies étant le résultat d'une vato-constriction et l'autre d'une vato-dilatation.

Le traitement sera variable selon les cas et devra surtout s'attacher à modifier l'état nerveux.

Observation I

ASPHYXIE SYMÉTRIQUE DES EXTRÉMITÉS

Madame D.. , 45 ans, cultivatrice.

Entrée à l'hôpital civil de Nancy, service de M. le professeur Spillmann, le 14 mars 1894, sortie le 20 juin.

Antécédents héréditaires. — Père et mère morts à 78 ans. Frères et sœurs bien portants. N'en a pas perdu.

A une petite fille et un petit garçon bien portants. Mari bien portant.

Antécédents personnels. — N'a jamais été malade. N'a pas fait usage de pain de seigle.

Réglée à 16 ans assez péniblement, elle a été anémique.

Dans sa jeunesse elle n'était pas particulièrement frileuse.

Il y a trois ans, au début de l'hiver, elle s'est aperçue que ses doigts bleuissaient jusqu'à la deuxième phalange. Les doigts n'étaient pas enflés ; il n'y avait pas de douleurs à cette époque. Toutefois pendant l'été, la malade ressentait de la gêne dans les doigts le matin, et le soir, à la fraîcheur.

Il y a deux ans, la cyanose s'est étendue jusqu'au carpe, avec refroidissement des parties malades. La malade ne pouvait plus fermer les mains. Les douleurs ont débuté il y a dix mois. La malade travaille difficilement. Les douleurs sont lancinantes, cuisantes. Les mains deviennent parfois très rouges. Les douleurs disparaissent quand la malade est près du feu.

Des phénomène de même ordre se sont également développés aux pieds ; les pieds sont enflés, bleus.

En examinant les mains, on constate aujourd'hui qu'elles ont une coloration violacée, livide ; la peau est lisse, tendue. Il n'y a pas d'engelures ni de troubles trophiques. Les mains sont froides.

Les deuxièmes phalanges sont en demi-flexion sur les premières et les troisièmes sur les secondes.

Les ongles ne sont pas déformés; ils sont durs, cassants, striés.

Les pieds sont froids, violacés. Les ongles sont également épais, striés. Pas d'œdème.

Quand on plonge les membres dans l'eau froide, ils deviennent noirs.

Les genoux présentent une plaque violacée, froide, de 10 centimètres carrés.

Les oreilles et le nez sont froids, violets. La sensiblité est intacte. Légère douleur à la pression au niveau des parties malades.

Le pouls est à peine perceptible à la radiale gauche. Léger éclat diastolique à la base du cœur.

La température est de 25° au niveau des extrémités ; elle est de 37° ; dans l'aisselle.

Cette malade est une nerveuse, arrivée à la période de la ménopause ; il est permis d'invoquer chez elle une irritabilité spéciale et passagère des centres vaso-moteurs de l'axe gris spinal pour expliquer les troubles de circulation qu'elle présente.

Traitement. — Enveloppement avec du coton.

20 mars 1894. — Enveloppement supprimé, pas d'amélioration.

1er avril. — Même état. Température de la main 25°, température axillaire 37°.

19 avril. — Trinitrine.

20 juin. — Sortie améliorée.

Observation II.

Mlle X..., 50 ans.

Antécédents héréditaires. — Père mort à 70 ans d'une affection cardiaque, était atteint d'une hémiplégie gauche, obèse.

Mère vit, 75 ans, cardiaque.

A eu 12 enfants :

Six sont morts.

Un de fièvre typhoïde.

Un de méningite.

Un de mal de Bright.

Un de péritonite tuberculeuse.

Un de congestion pulmonaire.

Un par cause indéterminée.

Six vivent :

Un nerveux et obèse, pèse 120 kilos.

Un nerveux et obèse, 77 kilos.

Une atteinte de tumeur imaginaire du sein.

Un nerveux.

Une bien.

Enfin la malade.

Antécédents personnels. — Engelures tous les ans, souven
ulcérées.

Fièvre typhoïde à 4 ans.

Erysipèle à 10 ans.

Menstruations à 16 ans.

Ménopause à 46 ans.

Ménorrhagies et polype utérin à 40 ans.

Toujours très nerveuse, célibataire.

Début de la maladie, il y a 6 à 7 ans, aux mains par des accè
de cyanose ou de pâleur avec température très basse de ce
régions.

Etat actuel. — Femme très nerveuse, n'a jamais eu de crise
ni d'évanouissements.

Sommeil mauvais entrecoupé de cris et de cauchemars.

Réflexes normaux, sensibilité normale.

Le nez est effilé et froid. Les mains sont tantôt très blanches
tantôt cyanosées et très froides. Les ongles sont courts. Ces crise
surviennent surtout l'hiver. Elles se terminent par une transpira

tion froide des mains. Toujours, même l'été, les mains sont très froides.

Le cœur est agité fréquemment de palpitations, il y a de l'essouflement à l'effort. Le cœur est de volume normal.

Le deuxième bruit pulmonaire à gauche du sternum est très exagéré en intensité.

Urines normales.

Ne tousse pas, essoufflement facile, quelques fois crises de toux avec expectoration blanche ou rouge spumeuse. Jamais d'hémoptysie vraie.

Aux deux bases dans une hauteur de quatre travers de doigts : Submatité.

Vibrations exagérées.

Râles sous-crépitants fins.

Dans toute la hauteur de la submatité.

Jamais la malade n'a dépassé la première période.

Amélioration de l'affection par la nitro-glycérine.

Observation III (empruntée à Féré et Batigne)

Asphyxie locale des extrémités avec lésions congénitales de la peau chez un épileptique.

Le malade présente de l'asphyxie locale des extrémités et en même temps des lésions congénitales qu'on pourrait confondre au premier abord avec l'asphyxie disséminée.

W. L. Ch., 19 ans, entre le 3 mars 1892 au service des épileptiques adultes. Taille, 1 m. 70 ; envergure, 1m.73 ; poids, 61 k. Au dynamomètre, main droite et main gauche, 40°.

Père mort d'accidents de lithiase urinaire.

Sa mère est d'un tempérament nerveux très impressionnable, mais sans troubles caractérisés.

De trois autres enfants, une fillette est morte de méningite à six mois, une autre fille se porte bien, un garçon est mort accidentellement.

W... a eu des convulsions dans l'enfance. A 11 ans, fièvre typhoïde légère. Un an après, accès sans cause apparente.

Depuis, les accès se sont répétés à des intervalles variés de huit jours, à deux ou trois mois. N'a jamais d'aura périphérique. En dehors de ces accès d'épilepsie, W... est d'une émotivité très manifestement morbide. Il a toujours été mélancolique et taciturne ; tout enfant, ses parents lui reprochaient de rester à l'écart de ses frères et sœurs et de ne pas jouer.

Il n'a jamais pu rester sans lumière la nuit, il a peur des insectes, le moindre bruit inattendu lui produit un serrement de cœur.

Il est très affecté de sa maladie, réclame toutes sortes d'interventions chirurgicales. La moindre contrariété lui procure une crise de larmes

Lorsqu'on l'examine à découvert, son émotivité morbide s'objective non seulement par l'accélération et l'augmentation de l'énergie des battements du cœur, mais par une rougeur qui débutant par la face, s'étend sous forme de roséole à la partie antéro-inférieure du thorax bientôt couvert de plaques conglomérées.

Quand l'émotion est vive on voit apparaître des plaques sur la partie antérieure de l'abdomen, sur le dos, sur les membres.

Ces plaques disparaissent et s'effacent progressivement dans un ordre inverse de leur apparition.

W..., présente d'autres troubles paroxystiques de la circulation périphérique.

Chaque matin au réveil, W... éprouve un engourdissement avec fourmillement des doigts, il est incapable de se servir de ses mains. Ses doigts sont complètement décolorés. Il a été toute sa vie sujet à ce phénomène qui se produit aussi bien l'été que l'hiver bien que beaucoup plus prononcé et plus douloureux dans cette dernière saison.

Ordinairement, cet état dure dix minutes ou un quart d'heure, mais dans les temps froids, il dure souvent plus d'une heure et se reproduit dans la journée. Le frottement et le travail soulagent ce trouble.

Très rarement, les extrémités deviennent bleues à la suite de longs accès de syncope locale.

Les plaques, dont la coloration varie du rose au violacé, suivant les circonstances, sont permanentes. Sa mère les avait remarquées dès son enfance et elles ont conservé la même distribution et la même forme irrégulière.

La plus grande siège sur la cuisse droite dans toute la partie antérieure, au-dessus du genou et surtout la partie latérale, s'étendant jusqu'à la fesse.

On voit une autre plaque au-dessus et en dehors du genou gauche. Il existe encore une autre plaque peu étendue au niveau de la crête iliaque du côté droit et une autre sur le côté droit du thorax, au-dessous du pectoral.

Si le malade reste debout pendant un certain temps, les membres inférieurs prennent au-dessous des genoux, un aspect marbré et une teinte violacée qui constrastent vivement avec la blancheur de la peau des autres régions. Les extrémités présentent toujours un refroidissement sensible.

Les plaques varient suivant la température. Quand la malade est chaudement au lit, elles sont à peine visibles.

Elles s'effacent par la pression ou par une forte tension, mais reviennent très rapidement. Pas d'épaississement de la peau, ni de desquamation de l'épiderme.

Les taches vasculaires congénitales et permanentes à limites fixées, sont des angïomes cutanés.

Observations IV, V, VI.

M. Iscovesco a eu l'occasion de constater trois cas d'asphyxie locale des extrémités. Tous ces cas ont été observés chez des femmes atteintes de paralysie générale et à la période confirmée de cette maladie. Toutes les trois présentaient la teinte violacée caractéristique, la lenteur de la disparition de la tache blanche, produite par la pression, l'hypothermie, l'anesthésie cutanée, la conservation de la sensibilité thermique. Rien du côté du pouls.

Chez une de ces malades, l'asphyxie avait envahi en même temps les pieds, tout en étant moins prononcée qu'aux mains. Chez toutes les trois, elle était symétrique et avait envahi la main jusqu'au niveau du poignet. Chez toutes les trois enfin, la douleur avait manqué. La durée des accès a été de vingt jours. (*Société de biologie*, séance du 14 avril 1894.)

Observation VII (empruntée à M. le docteur Bouchereau).

Voici un cas de maladie de Raynaud, qui est véritablement curieux, non seulement par l'intérêt qu'il offre en soi, mais surtout parce qu'il éclaire l'étiologie et la pathogénie de cette variété de troubles trophiques.

C... Amélie, âgée de 51 ans, couturière, entrée le 27 juin 1890 à Sainte-Anne, service de M. le docteur Bouchereau.

Antécédents personnels. — Père hémiplégique, mort à 48 ans d'une attaque d'apoplexie; mère irritable, très nerveuse, morte de tuberculose pulmonaire; une tante maternelle lypémaniaque. La malade est fille unique.

Antécédents héréditaires. — C... offre les apparences d'une bonne constitution, aucune maladie antérieure, très nerveuse dans son enfance, elle a eu quelques accès de somnambulisme; impressionnable à l'excès, un rien la met en émoi. Réglée à 16 ans et demi et sans difficulté, depuis cette époque règles normales. Mariée à 19 ans, quatre enfants, dont trois filles bien portantes et un garçon, d'un caractère emporté, violent. Pas d'alcoolisme, pas de syphilis.

Dans cette observation, le fait qui offre un haut intérêt et mérite une attention spéciale, c'est, depuis 1878, la coexistence successive et constante, sauf pour la première crise délirante, d'accès maniaques se succédant à des intervalles inégaux, souvent très longs, et de troubles trophiques et vaso-moteurs caractérisés par les symptômes de l'asphyxie locale des extrémités.

Ces accès d'excitation maniaque, à peu près tous identiques dans leur forme, se sont reproduits cinq fois dans l'espace de 13 ans.

Premier accès. — Au mois d'avril 1878 éclata sans cause connue d'une manière brusque et soudaine, un accès de manie qui atteignit son paroxysme dès le début, se caractérisa par une vive agitation avec cris incohérents, mouvements désordonnés, surexcitation, violences, telles que l'on dut conduire immédiatement C... à l'infirmerie du dépôt de la préfecture de police. Elle y fut examinée par Legrand du Saulle qui délivra le certificat suivant :

16 avril 1878. — Délire maniaque aigu, excitation intellectuelle constante, loquacité, chants, cris, divagations incohérentes, insomnie, extravagances.

Transférée pour la première fois à Sainte-Anne, elle s'améliora rapidement et, dès le 5 mai suivant, elle quittait l'asile complètement revenue à l'état normal.

Deuxième accès. — Pendant 4 ans environ, C... a paru reprendre ses occupations ; sa guérison se maintenait parfaite, lorsqu'en février 1882 survint un nouvel accès, semblable au précédent

C'est pendant l'évolution de ce second accès qu'apparut du côté gauche sur la lèvre inférieure, une phlyctène qui bientôt se transforma en une petite plaque épaisse, dure, noirâtre, d'un centimètre de diamètre environ.

Par son aspect irrégulier comme par sa persistance pendant plusieurs semaines, cette manifestation cutanée frappa vivement l'attention de la malade, qui en a conservé un souvenir très précis et qui affirme qu'elle était parfaitement semblable aux plaques gangréneuses que nous avons observées au niveau des doigts pendant les quatrième et cinquième accès.

Lorsque cette croûte gangréneuse tomba, elle laissa du reste une cicatrice qui mit beaucoup de temps à disparaître. Quant aux troubles psychiques, ils s'amendèrent aussi rapidement que la première fois et, au bout d'une semaine, C... se trouvait en rémission complète.

Troisième accès. — Deux ans après le second accès, il fallut de nouveau placer la malade à Sainte-Anne, nouvelle bouffée déli-rante, qui par son mode de début comme par son évolution et sa durée, fut la reproduction exacte des précédentes. A l'occasion de ce troisième accès, la malade vit se dévelppper de nouveau sur la face postérieure de l'avant-bras droit, trois larges phlyc-tènes dont chacune atteignit les dimensions d'une pièce de cin-quante centimes et qui ne tardèrent pas à devenir également autant de plaques brunes noirâtres dont l'élimination se fit lentement.

Quatrième accès. — Au mois de juin 1890, après une période de six années de rémission complète sans phénomènes morbides intercurrents, C... est reprise tout à coup d'excitation maniaque.

Huit jours après apparaissent du côté de la main gauche les premiers signes des troubles trophiques qui s'annoncent tout d'abord par des symptômes fonctionnels et qui se montrent liés à la maladie mentale de la façon la plus directe.

C'est la douleur qui ouvre la scène morbide. La malade res-sent d'abord dans tout le bras gauche une douleur d'une telle intensité, que le matin, à la visite, malgré son état d'excitation maniaque, elle attire notre attention de ce côté.

Au début, le traitement consista en onctions au baume tran-quille sur toute la main et enveloppement avec de l'ouate.

Deux jours plus tard apparurent les premiers troubles circu-latoires locaux ; ceux-ci débutèrent par un léger gonflement de la main gauche qui prit bientôt une teinte uniformément cyanosée, asphyxique, mais contrairement à ce qui se passe dans la plupart des cas où l'abaissement de la température locale est la règle, nous avons noté que les symptômes asphyxiques s'accompagnèrent d'une élévation de la température locale de plus d'un degré. Au point de vue de la motilité, la main et les doigts dans leurs mouvements actifs et passifs étaient absolument libres.

Ainsi caractérisée par de la douleur, de l'hyperthermie et de l'asphyxie locale, la première période dura 4 jours.

Peu à peu l'affection fit des progrès et parvint à la période de mortification, la face palmaire des phalanges unguéales de tous les doigts de la main gauche, sauf le pouce, prit la couleur brun caramel, se mortifia et devint noire.

Le travail de mortification procéda par coups successifs, les phalangettes de l'index et du médius furent les premières sphacélées, quinze jours plus tard, les phalangettes de l'annulaire et du petit doigt dont les parties molles avaient jusqu'alors conservé leur souplesse, furent frappées à leur tour.

En outre, le processus gangréneux, tout en poursuivant sa marche envahissante, se comporta différemment au niveau de ces quatre doigts ; tandis que pour les deux premiers doigts atteints (l'index et le médius), la gangrène superficielle se borna au derme, pour les deux autres doigts, elle s'étendit de proche en proche, envahissant toute l'épaisseur de la phalangette qui dans sa totalité se momifia, devint insensible, sonore à la percussion et noire comme du charbon.

En même temps les douleurs si vives du début se calmèrent pour faire place à des fourmillements, à un simple engourdissement de tout le bras.

Un mince liseré inflammatoire se dessina à la base des parties momifiées et un sillon circulaire se creusa entre le mort et le vif. La couche superficielle de sphacèle du petit doigt et de l'annulaire devint mobile et se détacha sous forme d'une petite plaque simple, d'une dureté ligneuse, laissant au-dessous d'elle une peau d'abord rosée qui plus tard se parchemina.

La pulpe de ces deux phalangettes se dessécha aussi, se racornit, de sorte que le bout de ces deux doigts, au lieu de rester mou et épais, se flétrit, se durcit en même temps qu'il prenait une forme conique et effilée. L'escarre ne tomba qu'au bout de trois mois.

Au médius, la destruction se limita à la moitié de la première phalange, tandis que pour l'index, la chute de la phalangette complètement mortifiée, se fit sans hémorrhagie au niveau de la jointure.

Du côté du pied droit le gros orteil légèrement tuméfié prenait une teinte violacée en même temps qu'il devenait le siège de quelques picotements. Cette crise d'asphyxie locale n'aboutit pas à la gangrène, n'amenant plus tard que la chute de l'ongle et un amincissement de la peau qui depuis est restée très lisse, luisante, atrophique, prouvant ainsi que la maladie n'avait atteint que la couche superficielle du derme. D'ailleurs à aucun moment il n'y eut de fièvre ou de cachexie et toutes les fonctions de la vie végétative restèrent dans une complète intégrité.

Cinquième accès. Cette fois encore la guérison ne fut que momentanée et le 25 mai 1890 la même série de phénomènes morbides se reproduisait. Lorsque le délire rétrocéda C... constata sous l'ongle de l'annulaire gauche la présence d'une petite phlyctène remplie de liquide sero-purulent et qui sans se rompre se dessecha, se rétracta quelques jours après. La mortification fut rapide, le derme brunit puis noircit, ce petit foyer microscopique se transforma en une sorte de tubercule conique sous-jacent à l'ongle et qu'à l'aide d'une épingle la malade, trois semaines plus tard, énucléait facilement.

En résumé, chez cette malade, pendant une période de treize années, à quatre reprises différentes, nous voyons des troubles trophiques apparaître et disparaître toujours en coïncidence avec l'apparition et la disparition d'accès d'excitation maniaque

Observation VIII (empruntée à M. Legroux, *Société de derma-*
tologie et de syphiligraphie, 11 fév. 1392)

M. Legroux présente une enfant qui est un type d'asphyxie
locale des extrémités. appelle l'attention sur les relations qu'il
croit exister entre cette maladie et de simples engelures locales,
affection mal définie encore dans sa nature, mais fréquemment
symétrique et se développant sur un terrain spécial.

La malade est âgée de 15 ans, parents alcooliques et tubercu-
leux, porte des ganglions cervicaux volumineux.

A 8 ans, elle a été atteinte de mal de Pott et a porté un cor-
set de Sayres.

Les engelures ont débuté à cette époque ; la lésion médullaire
n'a peut-être pas été étrangère à leur apparition.

Depuis lors, la malade a toujours les mains bleuâtres, cyano-
tiques, froides et donnant la sensation de la peau de batracien.

Les pieds sont dans le même état.

Peu à peu l'acrosphacèle a fait son apparition : tournioles,
exulcérations, nécroses moléculaires des extrémités digitales, etc.

En résumé, chez une jeune fille tuberculeuse à la suite d'un
mal de Pott et par conséquent d'une lésion médullaire, on a vu
apparaître une série de troubles trophiques débutant par des engelures et allant jusqu'à la gangrène.

Observation IX (empruntée à Hallopeau, *Société de derma-*
tologie et de syphiligraphie, séance du 11 avril 1890)

Asphyxie locale des extrémités avec polydactylite suppurative
chronique et poussées éphémères de dermatites pustuleuses disséminées et symétriques.

Le malade dont il s'agit est atteint depuis son enfance de la maladie de Raynaud.

Pendant plusieurs mois, polydactilites suppuratives, bientôt accompagnées de poussées généralisées ou disséminés symétriquement de dermatites pustuleuses.

L'asphyxie locale a déterminé la polydactylite.

L'asphyxie a épargné certains doigts. et ces mêmes doigts étaient exempts de lésions suppuratives.

D'autre part, les poussées des pustulettes éphémères sont en relation avec les suppurations unguéales ; elles se sont produites après elles et cessent avec elles.

Elles sont dues à la résorption soit des microbes pyogènes, soit des produits chimiques qu'ils engendrent ; leur symétrie en est la preuve.

Les affections provoquées par la présence de parasites à la surface de la peau sont toutes symétriques.

La polydactylite a entraîné de profondes altérations des ongles.

Les poussées de pustulettes ont été remarquables par leur fréquence et leur caractère éphémère.

Elles se dessèchaient en moins de 24 heures.

Observation X (asphyxie locale avec maladie de Weir Mitchell, *Sem. méd.*, 22 juillet 1891)

Il s'agit d'une femme atteinte d'erythromélalgie avec paroxymes aux mains et qui tout l'hiver souffre d'asphyxie locale des extrémités avec une sorte de balancement des deux affections.

La maladie dure depuis 22 ans ; les crises de congestion rouge sont provoquées par la chaleur extérieure et les phases de la digestion.

Les troubles fonctionnels sont nuls, la patiente n'éprouvant pas de douleurs et n'accusant qu'une sensation de chaleur mordicante. Au début, il y eut vers les orteils des phénomènes qui furent attribués à la goutte.

La sensibilité, la force musculaire, la nutrition, les réflexes sont intacts. La douleur considérée par Weir Mitchell comme le symptôme primordial et capital fait défaut dans ce cas ; de plus, la symétrie qui est bien rarement absolue, l'est ici rigoureusement car les oreilles sont même affectées. D'habitude les membres inférieurs sont pris exclusivement ou principalement ; ici ce sont les supérieurs. Les troubles trophiques ne se voient jamais ; il y a eu ici des altérations légères des ongles.

Observation XI (asphyxie locale des extrémités avec hémoglobinurie, empruntée à Haig. — *Société de médecine de Londres*, 9 déc. 1891).

M. Haig a communiqué l'observation d'une petite fille de 6 ans qu'il a traitée pour des attaques fréquentes et douloureuses d'asphyxie locale des mains, des oreilles et des pieds.

M. Haig pense que ces symptômes sont dus à la contraction spasmodique des artérioles sous l'influence d'un excès d'acide urique contenu dans le sang.

Après 42 attaques d'asphyxie locale souvent accompagnées d'hémoglobinurie, Haig a prescrit alternativement du salicylate de soude et de l'eau régale. Sous l'influence de cette médication les attaques sont devenues de plus en plus rares et ont fini par disparaître complètement.

Observation XII (gangrène symétrique des extrémités chez un homme atteint d'ataxie locomotrice avec névrite aiguë des deux nerfs péroniers. — Kornfeld, *Club médical de Vienne*, 9 novembre 1892).

Le malade dont il s'agit présentait une dissociation de la sensibilité.

La sensibilité à la douleur était diminuée et retardée ; il en était de même de la sensibilité thermique ; la sensibilité tactile au contraire était intacte.

Il n'y avait pas d'atrophie musculaire notable ni d'autres troubles trophiques,

Pour expliquer la gangrène symétrique des orteils, on a pensé à une névrite périphérique. Cependant comme le malade était atteint en même temps de cystopyélite on s'est demandé s'il n'y avait pas de rapports entre cette affection et la gangrène ; à l'autopsie on a trouvé une sclérose typique des cordons postérieurs, une névrite aiguë des deux nerfs péroniers et une cystopyélite sans néphrite. La gangrène des extrémités était d'origine périphérique.

INDEX BIBLIOGRAPHIQUE

Armaingaud — *Journal de médecine de Bordeaux*, 1878.

Bernheim. — *Revue médicale de l'Est*, 1878.

Bourrely. — *Thèse de Paris*, 1887.

Boy. — *Thèse de Paris*, 1881.

Bouveret. — *Asphyxie locale, Lyon médical*, 8 juin 1884.

Bouchez. — *Thèse de Paris*, janvier 1892.

Dominguez - *Thèse de Paris*, juillet 1889.

Eichorst. — *Traité de pathologie interne*.

Feré et Batigne. — *Revue de médecine*, novembre 1892.

Grasset et Rauzier. — *Maladie du système nerveux*, édition 1894.

Heydenreich. — *Revue médicale de l'Est*.

Hutchinson. — *De l'acropathologie, Sem. méd.*, 11 mars 1893.

Hallopeau. — *Société de dermatologie et de syphiligraphie, Sem. méd.*, 12 juillet 1890.

Haig. — *Société de médecine de Londres*, 1885.

Iscovesco. — *Journal des praticiens*, 1894.

Kornfeld. — *Club médical de Vienne*, 1892, *Sem. méd.*, 9 nov. 1892.

Legroux. — *Société de dermatologie et de syphiligraphie*, 11 février 1892.

Morel Lavallée. — *Société de dermatologie*, 23 juillet 1891.

M. Raynaud. — *Dictionnaire de Jaccoud, article Gangrène*, 1872.

Rossignot. — *Thèse de Paris*, 1888.

Spillmann. — *Article Gangrène du dict. de Déchambre*, 1880. — *Revue médicale de l'Est*, 1894. — *Médecine moderne*, 1894, page 1035.